Cáncer

de mama

UNA OPORTUNIDAD PARA VIVIR O MORIR EN EL INTENTO

ARELY ORDOÑEZ

Copyright © 2024 ARELY ORDOÑEZ

Título: CÁNCER DE MAMA

Sub Titulo: una oportunidad para vivir o morir en el intento

Dimensión109 p.; 13,97 x 21,59 cm

ISBN: 9798340709936

Edición, diseño y diagramación:

Escuela de Autores

Fort Myers, Florida, 33905, U.S.A.

info@escueladeautores.com

✉ 13057078850

✆ (305)707-8850

DEDICATORIA.

Dedico con todo mi corazón este libro a mi Señor Jesús y Padre celestial, mi amigo fiel, mi maestro y mentor, a quien es mi todo. Por darme la oportunidad, la capacidad, la valentía y la perseverancia, aún en mis peores momentos, cuando creí no poder lograrlo. Gracias a Él, por haber hecho posible, que este libro se escribiera, para bendición de todos los que tengan la oportunidad de leerlo. Mi deseo es que pueda servir de alivio en la condición en la que se encuentren y que, en sus peores momentos, recuerden que, aunque el diagnóstico pueda ser desalentador, mientras estemos en la voluntad de Dios, podremos superar cualquier dificultad. Amén. A Él, quien fue mi salvador en todo este proceso tan difícil, sean la honra y la gloria por siempre.

"Jesús, dijo: sin mí, nada podéis hacer." Juan
15:5

PRÓLOGO

Estamos seguros, que, en algún momento de nuestra vida, tendremos alguna forma de sufrimiento, es más, creo que ninguna persona podrá evitar o escapar al sufrimiento.

Valoro la valentía de Areli por volcar en un libro, todo el proceso que ha pasado hasta ahora en su lucha contra el cáncer de mama. Es un testimonio fresco y actual de como sobrellevar una situación como esa.

Este es un libro no solo para personas con situaciones similares a las que enfrentó Areli, sino para todos nosotros, varones y mujeres, jóvenes y adultos. Las mujeres que estén pasando por estas circunstancias puedan ver que más allá de sus fuerzas existe la fuerza superior de un Dios capaz de estar a tu lado para superar las consecuencias. "Con Dios, todo es posible; sin Él, nada. Sin Él, aunque nos esforcemos lo más que podamos, nos decepcionaremos por lo mal que nos han salido las cosas." Y todos los demás, tomar las precauciones necesarias, como el hacerse un chequeo a tiempo.

La autora de este libro, no está compartiendo historias ocurridas a otras personas. Es su propio proceso y de cómo salir adelante en situaciones donde "ser fuerte es tu única opción."

Este libro testimonial muestra a una persona, que, a pesar de haber vivido situaciones adversas desde su niñez, si pudo salir adelante, esto es una ejemplo que, si se puede vencer a las adversidades, "Depende de uno mismo levantarse o quedarse caído."

Conocemos a Areli hace muchos años. Pero creo que las adversidades que ha vivido en estos últimos años han hecho de ella una mujer más fuerte, con un nuevo rumbo en su vida. Ella es uno de esos débiles en quien Dios, ha manifestado su poder. Ella es ahora, una mejor versión de ella misma.

Cualquier persona que este pasando por situaciones similares a las de Areli, estoy seguro que no encontrará consuelo, alivio, paz en ningún ser humano. Estos son momentos en que las palabras no causarán ningún impacto en la vida del que está sufriendo.

Pero Areli nos revela, que sí hay alguien que tiene el poder y la capacidad de dar esa tranquilidad: Dios. Ella nos muestra, a través de su lucha, la importancia de poner nuestra confianza en la persona adecuada, Dios. Isaías 40:29: "Él da esfuerzo al cansado y multiplica las fuerzas al que no tiene."

Creo que Areli ha sido puesta en estos momentos, para llevar este mensaje de esperanza y alivio a muchas de mujeres en situaciones similares. Para entender que El cáncer, a veces, no es una sentencia de muerte, sino una oportunidad de vida que te impulsa a vivir. Y que en medio de la oscuridad siempre habrá una luz de esperanza.

Carlos Montes

Pastor del Centro Cristiano Jesús Es Rey

PALABRAS AL AUTOR

Gracias, porque hay personas que se atreven a transformar sus momentos difíciles en motivación, en esperanza, para todos los demás. Este es un libro, no solo para un determinado grupo de personas, que puedan tener dificultades similares, sino para todos; los que tengan problemas de cualquier tipo de cáncer, vean que hay esperanza y para aquellos que no lo tienen, tomen en cuenta la importancia de la prevención. Gracias Areli, por tu valentía.

Pilar Ballesteros

Centro Cristiano Jesús es Rey

ÍNDICE

INTRODUCCIÓN

En este libro comparto situaciones de lucha y de crecimiento personal. Desde el momento en el que fui diagnosticada con cáncer de mama, he aprendido que la esencia de la vida se basa en disfrutar cada momento y reconocer las adversidades como las oportunidades para ser mejor ser humano, y que cualquier enfermedad nos motive a descubrir nuestro propósito de vida. Aunque, a veces, no sabremos cómo lo haremos o cómo lo enfrentaremos, pero lo importante es que, cuando ya sabemos el diagnóstico, no debemos quedarnos en lamentos, sino tener el enfoque que es: luchar contra esa enfermedad cueste lo que nos cueste, y darnos cuenta que como seres humanos nunca estamos preparados para sucesos como las enfermedades, etc. En mi caso, no sé si llamarle una desgracia o bendición llamada cáncer. No puedo decir que todo haya sido malo, pues debo reconocer que pude ver literalmente la mano de Dios llenándome de bendiciones.

El cáncer es una enfermedad que, si no es tratada a tiempo, crece silenciosamente. Muchos tienen la ventaja de detectarlo con síntomas que a veces se ignoran. Por mucho tiempo, escuchaba de personas con diferentes tipos de cáncer, pero no tenía la mínima idea de lo que era esta enfermedad. Incluso, me daba igual. No sentía compasión por esas personas que lo padecían, quizá por la falta de información, pero una vez te toca vivirlo, realmente te das cuenta cómo se sienten las personas que están padeciendo esa enfermedad. Cualquier persona puede padecer esta enfermedad, porque no discrimina raza, color, ni estado económico, simplemente pasa sin que tengamos el control de ello.

Hay muchas personas con cáncer y no lo saben, porque no presentan ningún síntoma. Estos, lamentablemente, lo descubren cuando es demasiado tarde, cuando ya no hay nada que hacer. En mi caso, lo descubrieron a tiempo. Ya me había hecho metástasis sólo en parte de mi cuerpo, varios ganglios linfáticos se me habían infectado, y cuando eso pasa fácilmente el cáncer tiene la libertad de viajar y alojarse en partes específicas del cuerpo.

En ese punto avanza a otro nivel, esto significa que el daño es más grave, siendo clasificado como etapa cuatro o etapa terminal. Muchas personas pueden contar con "suerte", como dicen normalmente, y reciben tratamiento, a veces obtienen un buen resultado, pero hay otros que no. Así que no importa cuál sea el resultado, es necesario tomar una decisión.

Los médicos, según su especialidad, nos ofrecerán el tratamiento adecuado a cada persona según el diagnóstico dado, así que lo más importante es ponernos en las manos de Dios y confiar que hará su obra.

Existe un punto muy importante que tenemos que tener en cuenta: ¡Nuestra genética! Porque juega un papel importante en el diagnóstico. Esta situación fue difícil tanto para mí como para mi familia y todos aquellos que me rodeaban. Sé que no fue fácil recibir la noticia de mi diagnóstico de cáncer de mama, y todo se convirtió en un gran reto. No sabía cómo enfrentarlo, no sabía cómo procesar tanta información, no sabía cómo aceptar lo que estaba pasando. Me preguntaba: ¿Será que lo lograré? ¿Por qué yo? Me hacía una y mil preguntas sin respuestas, esto era algo nuevo para mí.

Entiendo que en la vida siempre habrá situaciones o circunstancias en donde tendremos que tomar decisiones de vida o muerte, en este caso era de luchar o rendirse. Hoy puedo decir que no importa lo que estoy pasando, o tú estás pasando ahora mismo, debemos creer en Dios porque con su ayuda no hay nada imposible. Por esta razón opté por luchar hasta el final, sin importar cuáles serían los resultados. Ahora, que empiezo un nuevo siglo en mi vida, ¿puedo también glorificar el nombre de Dios en las circunstancias en las que me encuentro? La respuesta es ¡sí! O sea, ¿podemos estar tristes y felices al mismo tiempo? ¡Sí podemos! Porque podremos estar en lo más profundo de la oscuridad, pero tarde o temprano la mañana llegará. Nunca imaginé escribir un libro y mucho menos redactar parte de mi vida por estos medios. No fui guiada por mis propios deseos, porque sabía que podía equivocarme, pero cuando tú eres guiado por Dios, o Él tiene ya un plan trazado en tu vida, buscará el mejor momento para poner ese plan en marcha. Por eso, siempre tienes que tener claro que Él nunca te dejará sola(o) en ese proceso, sin importar lo difícil que parezca, solo confía. Cuando Él es quien te inspira a hacer algo lo sentirás, porque su Santo Espíritu te dirigirá e irá acomodando todo para que se pueda realizar en su tiempo, no en nuestro tiempo, porque Su tiempo es completamente perfecto, estoy segura de eso. Así que, este libro que hoy tienes en tus manos, ¡no ha sido coincidencia! Al principio, era humanamente consciente que no iba a ser fácil plasmar parte de mi vida, pues agarrar un lápiz, un cuaderno y escribir no era lo mío, pero los planes de Dios son correctos y mejores que los nuestros. Entonces aprendí que en el sufrimiento, o en mi debilidad, me gozaré en el Señor. Cada vez que podía recordaba este bello versículo; *Filipenses 4:13, "Todo lo puedo en Cristo que me fortalece". De modo que puedo salir airosa de toda prueba, porque Cristo me da la fuerza. Gracias por abrir tu corazón en esta parte de mi Historia, espero que sea de bendición para tu vida al leerlo.*

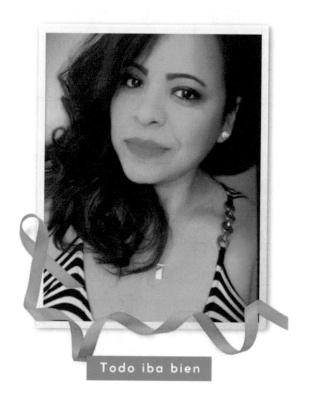

Todo iba bien

Capítulo 1

ESCUCHA A TU CUERPO.

La vida nos puede cambiar en un instante. Cuando menos lo esperamos, no sabes cuanto daño causa el cáncer, quizás hoy te sea indiferente, pero te entiendo, yo también lo fui hasta que me pasó. Sé que no es el mejor momento en el que me encuentro ahora mismo, honestamente ¡No lo es! A veces, cuando creemos que todo va bien, te das cuenta de que no es así. Las circunstancias pueden cambiar en un abrir y cerrar de ojos, incluso puede ser que no veas la salida. No es fácil entender que hoy estas bien y mañana puede ser que ya no. Como seres humanos, en algún momento de nuestra vida, deberíamos ser conscientes de que somos instantes y no estaremos en este mundo para siempre, pues tarde o temprano nos iremos, y nos convertiremos en solo recuerdo, porque el único que es eterno es Dios. A veces nos encontramos en situaciones, en donde creemos que a lo mejor no podremos salir nunca, pensarás que Dios te ha olvidado, pero no es así. Las cosas pasan sin que podamos tener el control de ellas, estamos más expuestos a muchas situaciones, no solo a las enfermedades, como pérdidas familiares, pérdida de trabajo, pérdidas financieras, y podría mencionar muchas más. La salud es algo muy importante y que muchos nos olvidamos de cuidar, nos descuidamos sin darnos cuenta hasta que un día te despiertas sintiéndote mal o sin saber qué te está pasando. Cuando nos enfermamos entendemos lo importante que es nuestra salud, pero la enfermedad no la pedimos ni la buscamos, simplemente llega. Lo esencial es saber qué hacer cuando nos toque. Nos podemos sentir sin ganas de luchar, sin fuerzas, sin esperanza, pero es normal. Incluso, tal vez te puedas encontrar en tus peores momentos. Por eso te diré algo; no estás sola o solo, porque más allá de lo que tus ojos no pueden ver, existe un Dios maravilloso que es más grande que cualquier problema o dificultad, y no hay nada que con Él no se pueda. Té animo a no perder la fe. Sé que nunca estamos preparados para nada, y menos a que nos digan que estamos enfermos o con un diagnóstico desfavorable, pero ten la certeza que después de la tempestad viene la calma, todo dolor o sufrimiento no es para siempre y en algún momento tendrá que caducar. Así que ten presente que Dios es el único que tiene la capacidad de sacarnos de cualquier situación en la que nos encontremos, solo es de dar un paso hacia Él. Sé que a veces pensamos que lo que sucede no importa, pero créanme, cuando nos toca a nosotros enfrentar algo difícil, sentimos que el mundo se nos viene encima. Es en ese momento cuando nos damos cuenta del valor de aquello que tanto hemos descuidado. Yo, en lo personal, no tenía ni idea de lo que me enfrentaría ni cuánto tiempo esto iba a durar. Sin embargo, en el proceso he aprendido mucho sobre mí misma y sobre la gran capacidad que Dios me ha dado, y que en cada proceso, Él tiene el control absoluto.

Mucho tiempo antes de descubrir el tumor en mi seno, ya había tenido muchos síntomas y cambios, de los cuales me gustaría hablar. Sé que a veces evitamos ir al médico porque no queremos recibir malas noticias o un diagnóstico, pero no cometas el error de ser indiferente contigo mismo. Mañana puede ser tarde; recuerda que un chequeo a tiempo salva vidas. Conforme vayas leyendo más adelante, te darás cuenta de que tal vez te puedas identificar con lo que estoy contando, o quizás notes que has estado padeciendo síntomas similares y no te habías dado cuenta. Solo te pido que no los ignores, y que medites por un momento.

Capítulo 2

MIS SÍNTOMAS.

A principios del año 2018, recuerdo que empecé a padecer muchos síntomas como dolores de cabeza, que con el tiempo se convirtieron en migrañas. Me daban dos o tres veces al mes. Luego, empecé a sentir mareos, dolores musculares, especialmente en la columna, fatiga, cansancio, náuseas, falta de apetito, y pérdida de peso. En muchas ocasiones, comencé a olvidar cosas, e incluso iba a lugares que ni siquiera planeaba visitar. Finalmente, descubrí un tumor en mi seno izquierdo. Al principio lo consideré algo normal, pero no lo era; era algo serio.

Recuerdo que en el 2020 tuve una cita para un chequeo físico. Ese día le conté a la especialista que me atendió sobre el tumor o bulto en mi seno, pero no mencioné los demás síntomas que estaba padeciendo. Debí habérselo contado, no sé por qué me callé. Tal vez tuve miedo de que me dijera que era algo malo. Inconscientemente, me estaba dañando al no hablar. Es importante no callar este tipo de cosas; debemos tener el valor de hablar y perder la vergüenza para buscar ayuda lo antes posible, porque cada día cuenta.

Ella me dijo: "¡Voy a checarlo!" Después de la revisión, me comentó que no era nada por lo que debería preocuparme, que era algo normal, probablemente debido al descontrol hormonal, y que posiblemente desaparecería en poco tiempo. Al escuchar eso, me sentí aliviada y tranquila, al menos en ese momento. Pero nunca me imaginé lo que vendría después. No sé si fue un error mío o negligencia por parte de ella al no profundizar, o tal vez fue mi confusión de ese día. Pero creo que fue mi error quedarme callada y no buscar una segunda opinión en otro lugar. Eso me costó caro, ignorar algo tan importante como mi salud. No puedo imaginar cuántas mujeres, como yo, han escuchado lo mismo y, tal vez, para muchas ya haya sido demasiado tarde. Lo que sé es que con la salud de una persona nadie puede jugar; la salud es algo muy delicado que no podemos pasar por alto.

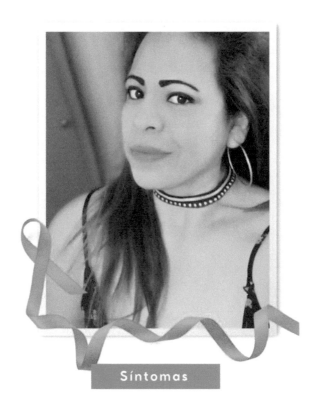

Síntomas

En algunos casos, muchas mujeres pierden la vida sin siquiera intentar tratarse. Al respecto, nunca imaginé que después de casi dos años estaría contando esto. Todo comenzó en abril del 2021. Un día, por la mañana, al levantarme como de costumbre, me miré en el espejo frente a mi cama y noté algo extraño en mi camisa blanca. Había una mancha que se veía rara, entre rojo, rosado y café, que había salido de mi seno izquierdo. Me pregunté, ¿qué será esto? No le presté mucha atención porque tenía que ir a trabajar, pero no puedo negar que me inquietó un poco, ya que no sabía qué era realmente.

Ese día me preparaba para un día más de trabajo, parte de mi rutina diaria. Me apresuré a ir a la cocina para hacer algo de desayuno y llevar a mis hijos pequeños a la escuela. Al llegar a la cocina, me encontré con mi hija mayor, Ana, y aproveché para contarle lo que me había sucedido esa mañana. Ella me dijo que debía hacer una cita lo más pronto posible para descartar algo malo. Inmediatamente, se metió en su computadora y buscó información sobre lo que me estaba pasando. Después me dijo: "Mami, ve urgente a la clínica o llama porque eso no parece normal". Le respondí: "¡Sí, llamaré pronto!". Y así me despedí para continuar mi día y con el resto de las cosas que normalmente hacía.

Al día siguiente, llamé a la clínica donde solía ir a mis chequeos anuales y les conté la razón de mi llamada y lo que me estaba sucediendo. Gracias a Dios, me dieron la cita para la fecha más cercana que tenían, que era en una semana y media. Pasó el tiempo, pasaron dos semanas, y me di cuenta de que cada día empeoraba. El fluido de mi seno nunca desapareció; al contrario, cada día aumentaba. Empecé a preocuparme porque el dolor tampoco se iba, y cada vez que rozaba o topaba con algo, me dolía.

Un día, mientras hacía ejercicio en la sala de mi casa, levanté unas pesas y sentí una bolita algo grande debajo de mi brazo izquierdo. No sé desde cuándo la tenía ahí, pues no recuerdo haberla sentido antes. Al principio pensé que tal vez era por los ejercicios que había estado haciendo y no le di mucha importancia. Pero conforme pasaban los días, se hacían más grandes; ya no era solo una, sino que sentía como tres juntas, y cuando las presionaba, me dolían. Esto sí me empezó a incomodar y, sobre todo, a preocupar, pues iban creciendo rápidamente.

Me preocupaba cada día más porque me veía frente al espejo y se notaba dónde estaban. A veces estamos tan ocupados que no ponemos atención y simplemente ignoramos las cosas que sentimos, pensando que pronto pasarán. Pero así pasa el tiempo, ignoramos las señales que el cuerpo nos está enviando, y es porque algo no está bien con nosotros.

Cada día que nos levantamos y tenemos la oportunidad de abrir los ojos es una nueva oportunidad que nuestro Padre celestial nos concede. Es una oportunidad para dar lo mejor de nosotros mismos, vivir y disfrutar cada momento, cada instante, como si fuera el último respiro, porque en verdad no sabemos ni tenemos una fecha exacta de cuándo será nuestro último día de vida. Nunca sabes lo fuerte que eres hasta que ser fuerte es tu única opción. Esto no quiere decir que, como seres humanos, no tengamos que padecer, sino que no podemos decidir qué pasa y qué no, porque no tenemos el control de absolutamente nada.

Pero tarde o temprano, nos tocará lidiar con algo para lo que tal vez no tengamos ni idea de cómo será. Sin embargo, si cada uno de nosotros toma conciencia cuando se da cuenta de lo mal que está, y empieza a cuidarse y tomar las precauciones necesarias, todo sería mucho más fácil. Nunca es tarde para tomar conciencia y empezar a cuidarnos.

Un mes antes, tuve que regresar a la clínica donde me atienden cada año para darle seguimiento a mis síntomas y ver qué realmente estaba causando esas reacciones. Al revisarme ese día, el 26 de noviembre del 2021, la especialista que me atendió entró y me preguntó qué era lo que me pasaba. Al explicarle, me pidió que me acostara en una camilla de examen y me dijo que volvería en un momento. Poco después, regresó con otra persona y me dijo que me iba a chequear en ese mismo instante. En ese momento, pasaban muchas cosas por mi mente. Ella se sorprendió mucho al verme y me dijo: "Definitivamente, lo que veo no es nada bueno ni alentador." Me preguntó desde cuándo había empezado todo, y desde cuándo tenía el bulto en mi seno. Le conté cómo habían sido las cosas anteriormente, con la especialista que me había revisado mucho tiempo antes. Me dijo que no entendía cómo no me habían referido a otra clínica especializada para darle seguimiento a mi caso; por lo menos, me podrían haber mandado hacer una mamografía. La vi un poco preocupada, se reflejaba en su rostro al verme. Me dijo que era urgente y que me haría un referido a otra clínica para que me realizaran una mamografía y un ultrasonido lo más pronto posible. Le respondí: "Está bien."

En la clínica a la que me refirió, me llamaron como a la semana y me programaron la cita para el viernes 10 de diciembre, para la mamografía y el ultrasonido. Ese día, también les iba a decir lo que había encontrado debajo de mi brazo izquierdo para que lo examinaran. Después de esos exámenes, esperé como 30 minutos, más o menos. Luego llegó el doctor, acompañado de dos enfermeras. Me pareció extraño, ya que ambos se veían un poco nerviosos, y pensé que tal vez algo había salido mal. Me preocupé. El doctor me preguntó cuánto tiempo hacía que tenía esas bolas en mi seno y axila. Le contesté que desde hacía un año tenía ese bulto en mi seno, y el de la axila lo había descubierto hacía poco, unos dos meses, pero no estaba segura de cuánto tiempo llevaban ahí, ya que no les había prestado atención.

Me dijo: "Los resultados de la mamografía y el ultrasonido de hoy muestran signos de cáncer." Inmediatamente, le respondí: "Doctor, no creo que eso sea posible, tal vez se equivocaron de exámenes. Vaya y revise bien, por favor." Y él me dijo: "Hemos revisado los exámenes dos veces porque también queríamos estar seguros antes de darte la noticia, así que por ahora son solo sospechas." En ese momento, busqué dónde sentarme, porque sentí que me derrumbaba por dentro. Solo me quedé en silencio, no sé qué cara puse, pero ellos me decían: "Lo siento." Me contuve para no llorar en ese momento porque sentí pena, así que solo pregunté: "¿Qué tengo que hacer o qué me recomienda hacer?" Y me dijo: "Lo sabremos por medio de una biopsia que tendrás que realizarte lo más pronto posible. Con ese examen, podremos determinar qué tipo de cáncer es y en qué estado se encuentra."

Es triste recibir malas noticias cuando no las esperas. No te explicas cómo, en un instante, todo se puede derrumbar. No sabes si vivirás o morirás, o cuál será tu destino al final. Todo puede cambiar de un momento a otro; los planes o sueños que un día teníamos se pueden venir abajo. Es importante entender que, aunque tengamos los mejores planes o sueños, si todo eso no coincide con los planes de Dios, pueden no suceder como esperábamos.

Tarde o temprano, eso que habíamos soñado puede no tener ningún avance. Porque Dios puede destruir tus planes cuando esos mismos planes están a punto de destruirte a ti. ¿Podemos enojarnos? ¡Claro que sí! Somos seres humanos de carne y hueso, pero siempre debemos ser conscientes de que nuestro enojo no nos lleve a hacer cosas de las cuales nos arrepintamos en el futuro.

Salí de la clínica ese día, ya eran casi las 7:00 p.m. Recuerdo que al llegar a mi carro, lo primero que hice fue llorar, deseando que todo fuera solo una pesadilla de la que quería despertar de inmediato. No quería que eso fuera real. Después de quebrantarme por un momento en mi carro, tuve el valor de llamar a mi hermana, que vive en Chicago, para contarle lo que me había dicho el doctor. Hablar con ella me hizo mucho bien, ya que pude tranquilizarme un poco mientras llegaba a casa.

Esto es algo tan fuerte y difícil de describir que nos cambia la vida por completo. Después de recibir esta mala noticia, sabía que tenía que ser fuerte, aunque no sabía cómo aceptar lo que estaba pasando. En realidad, lo que había escuchado no era fácil de asimilar; sé que solo las personas que han pasado por el mismo proceso pueden entenderme.

Al llegar a la casa, me fui directo al baño para evitar preguntas. De repente, mi hija me preguntó: "Mami, ¿estás bien? ¿Cómo te fue? ¿Qué te dijo el doctor?" Y, créanme, le respondí como si nada: "Pues me dijo que tengo cáncer y que tengo que hacerme una biopsia urgente para saber en qué estado está y qué tratamiento podría recibir. Sin esa prueba, sería imposible saberlo." De todas maneras, en la clínica donde me atendía tenían que enviar la orden para que me la pudieran realizar, así que solo esperé a que me llamaran para hacer la cita para la biopsia.

Los días pasaban, y mi preocupación crecía cada día más. Después de recibir una noticia tan mala como esa, ¿qué más se puede esperar? Era obvio que a mi hija le había afectado mucho, pero no me quedó más remedio que hablar con ella y hacerle saber la realidad de las cosas sin mentiras. Ella me dijo, llorando, que preferiría ser ella quien tuviera eso y no yo, pensando en lo peor, en que tal vez me moriría, y qué sería de ella y de sus hermanos. Yo le decía: "No digas eso, por favor," haciéndome la fuerte y como si nada me afectara. Pero las que somos madres sabemos que podemos caer algunas veces, aunque no nos podemos quedar en el suelo para siempre. Así que decidí armarme de valor y seguir adelante con todo lo que venía. Todo era realmente desconocido para mí; a veces, lo desconocido puede ser interesante, pero al mismo tiempo, no podemos predecir qué puede pasar.

Para mi sorpresa, al poco tiempo, mi hija se descubrió una bolita en el seno derecho. Ella no quería contarme sobre eso, pues ya con la mala noticia mía era suficiente, pero al final no le quedó más remedio que decírmelo. Inmediatamente, le dije que hiciera una cita en la clínica donde ella se hace los chequeos cada año, y gracias a Dios la atendieron pronto. La doctora le envió a hacerse un ultrasonido, y luego le recomendaron una biopsia para descartar si la bolita era maligna. Afortunadamente, salió que era un tumor benigno. Aun así, la doctora le recomendó quitarlo debido a su edad, ya que tenía 19 años, y era lo más recomendable.

Cuando mi hija me contó lo que la doctora le había dicho, le respondí que, de todas formas, debía quitárselo, y así estaríamos más tranquilas. Tan pronto como pudo, se comunicó con la doctora para hacer la cita para la cirugía. Gracias a Dios, todo el proceso con ella fue muy rápido. Le hicieron la cirugía, y todo salió bien. Por el momento, podía estar tranquila en cuanto a mi hija, y enfocarme en mi propia enfermedad, aunque aún no sabía cómo me iría. Pero las cosas no pararon ahí.

Algo también sucedió con mi hijo Aaron cuando comenzó su primer año en Middle School, en el séptimo grado. Un día, mientras caminaba hacia la cafetería, alguien lo hizo tropezar y él llevaba un lápiz en la mano. Al caer, la punta del lápiz se le clavó en la palma de la mano izquierda. Según él, solo sintió un piquete y continuó con el resto del día. Sin embargo, con el paso del tiempo, aproximadamente tres años después, la punta se fue encarnando y formó una bola en su mano. Al principio, no le molestaba, pero con el tiempo empezó a sentir incomodidad al agarrar cosas, aunque no fueran pesadas.

Me preocupaba, al igual que lo hacía con sus hermanas, así que le hice una cita en la clínica para que lo revisara el doctor y determinara qué podría estar pasando en su mano. Ese día, le sacaron radiografías para ver con más precisión qué era. El doctor, después de revisar los resultados, me los mostró y me explicó que veía algo como una punta negra en la palma de su mano. Le dijo a mi hijo: "Si deseas, podemos removerlo mediante una pequeña cirugía. Piénsalo, y tu mamá puede comunicarse con la clínica para programar la cita".

Al llegar a casa, tuve que convencer a mi hijo de que se sometiera a la cirugía para sacar eso que tenía en su mano. Recuerdo que su hermana y yo logramos convencerlo. Gracias a Dios, le hicieron la cirugía para extraer la punta del lápiz que tenía adentro. Cuando la sacaron, el doctor me dijo que estaba sorprendido de lo grande que era la bola que extrajeron, pero que todo había salido bien.

Lo impresionante ha sido, y por eso me tomé el tiempo de escribir sobre lo sucedido con mis hijos, porque ellos son parte de mi vida. Hasta ese día, me dije a mí misma: "¿No ha sido suficiente con lo que estoy pasando yo ahora?" Respiré profundo y me dije: "Puedo con esto." Ellos y su hermana han sido mis acompañantes en mi proceso; también les ha tocado su parte en este difícil camino, pero han aprendido a ser fuertes. Estoy en paz, y no me importa ser yo quien esté padeciendo más en este momento. Para una madre, ver a sus hijos mal duele, y uno preferiría padecer uno mismo. Nosotros, como adultos, podemos tolerar más el dolor que ellos, y con esfuerzo, podemos salir adelante.

Aprendí a ser más fuerte que nunca, porque lamentándome o quejándome no solucionaría nada. Aunque me estuviera muriendo por dentro, tenía que ser positiva ante esta adversidad, como si nada estuviera pasando. Pero solo Dios y yo sabíamos la realidad de lo que ocurría.

Unos días después, me llamó una hermana de la iglesia donde nos congregamos desde hace muchos años. Hasta ese momento, nadie sabía de la mala noticia, solo mi hermana, mi hija y, obviamente, yo. Me contó que su esposo había notado a mi hija preocupada o triste al verla en la iglesia, y le dijo que hablara con ella para saber si todo estaba bien. Así que mi hija le sugirió que me llamara, ya que yo era la más indicada para contarle si lo deseaba. Le conté lo que me había dicho el doctor unos días atrás. Ella me sugirió hablar con otra hermana de la congregación, que tenía muchos contactos, y tal vez podría ayudarme a inscribirme en un programa que cubriría mis tratamientos. ¡Y así fue! La hermana fue como un ángel para ayudarme. Gracias a Dios por muchas personas y por ser canal de ayuda para otros.

Unos días después, me llamaron para mi cita para la biopsia, y me informaron que los resultados estarían listos en unos días. Como a la semana, me llamaron por teléfono. Estaba trabajando ese día, pero de todas formas tomé la llamada y salí para hablar afuera. Al otro lado del teléfono, escuché la voz de una señora que me dijo: "Ya tenemos los resultados de su biopsia." Le pregunté: "¿Qué salió?" Y ella me respondió: "Es cáncer." Le pregunté: "¿Es grave, señora? ¿Me voy a morir?" Y ella me dijo: "No le puedo dar más detalles, pero vamos a hacer una cita hoy con la doctora asignada a su caso. Cuando usted venga, ella le dará más detalles y le dirá el plan más adecuado para usted."

Ese día, me quedé fría y solo lloré. Gracias a Dios, estaba sola para que nadie me viera así. Luego, me dieron la fecha de la cita para ver a la doctora. Honestamente, como seres humanos, hay cosas que se nos salen de las manos, y no tenemos el control ni sabemos qué hacer. Pero lo peor no es un diagnóstico, creo; lo más terrible es luchar solos. Me refiero a que, con Dios, todo es posible; sin Él, nada. Sin Él, aunque nos esforcemos lo más que podamos, nos decepcionaremos por lo mal que nos han salido las cosas.

Después, cuando tuve la oportunidad, hablé con el pastor de la iglesia donde nos congregamos para pedirle sus oraciones. Hoy más que nunca necesitaba buscar el rostro del Señor para ver su respaldo en mi vida. Empecé a orar, pero estaba consciente de que mi oración no lo obligaría a nada. Solo Él sabe lo que es bueno para nosotros, aunque deseemos otra cosa. Él siempre nos dará conforme a Su voluntad, y en Su misericordia, hará lo que considere conveniente para nosotros.

Después de hablar con el pastor, él me sugirió hacer un día de ayuno con varios hermanos de la iglesia, con el fin y propósito de que el Señor me fortaleciera en todo este proceso. Me pareció una buena idea, y le dije que lo hiciéramos. Después de tres semanas, llevamos a cabo el ayuno. Varios hermanos estuvieron presentes, apoyándome. Honestamente, fue un tiempo en el que pude llenarme en las áreas donde me sentía débil. Salí de la iglesia con una nueva perspectiva, gracias a mi Dios y a los hermanos que tomaron de su tiempo para mostrarme su apoyo y muestras de amor cuando más lo necesitaba.

Capítulo 3

MI DIAGNÓSTICO

Finalmente llegó el día de ver a la cirujana Thawani. Era el 3 de enero de 2021, alrededor de las 8:30 o 9:00 de la mañana. El día tan esperado había llegado; iba a conocer a la persona que me daría la noticia, ya que ella era la más indicada para hacerlo. Finalmente, sabría la verdad sobre lo que tenía, y muy pronto sabría qué debía hacer. Me sentía inquieta, no lo puedo negar, por el deseo de saber qué iba a pasar conmigo.

Ese día, una amiga que aprecio mucho me acompañó a la cita, pero aun así estaba nerviosa, con la sensación de no saber qué hacer y un poco frustrada porque no sabía qué me dirían. Pero, fuera lo que fuera, no me quedaba otra opción que ser fuerte y enfrentar lo que la cirujana iba a decir.

Llegué un poco más temprano de lo esperado, me registré y me llamaron rápidamente. Me hicieron pasar a la sala de examinación, y luego a un cuarto pequeño que usan para conferencias. Sabía que ese día conocería el diagnóstico real de lo que estaba ocurriendo en mi cuerpo. La cirujana me explicó: "Nos hemos reunido para discutir cuál sería el procedimiento a seguir y el tipo de tratamiento más conveniente para usted. Después de revisar los resultados de la biopsia, pudimos determinar el siguiente paso a tomar. Hoy en día, hay muchos tratamientos muy efectivos para tratar este tipo de cáncer."

Le pregunté: "¿Cuál es el diagnóstico?" Y me respondió: "Cáncer de mama, en tercer grado, con un porcentaje de supervivencia del 40% en la mama izquierda. Los receptores de estrógeno y progesterona son positivos, así como el Her2Neu.

El tumor tiene un tamaño de 6 cm, con metástasis en los ganglios linfáticos de la axila izquierda, donde también hay tumores de 7 mm de tamaño." Después de darme el diagnóstico, añadió: "Hoy en día, hay muchos tratamientos que pueden obtener muy buenos resultados. Uno de ellos serían sesiones de quimioterapia para lograr disminuir el tamaño del tumor. Luego, podemos hablar de la posibilidad de operarlo. Con el tamaño actual del tumor, sería arriesgado intervenir de inmediato y perderíamos tiempo. Por lo tanto, lo más recomendable son las quimioterapias. Empezarías con 18 semanas de quimioterapia, una cada dos semanas, y recibirías tratamiento durante todo un año. Antes de comenzar, debo enviarte a hacer varios exámenes para asegurarnos de que el cáncer no ha hecho metástasis en otras partes de tu cuerpo."

Así que ordenó los exámenes lo más pronto posible. Posteriormente, me sentí más tranquila porque ya sabía a qué me enfrentaría, aunque fue algo muy difícil de procesar en mi mente. Pero ya no había marcha atrás.

Después de ese día, me asignaron a una oncóloga de cabecera, la doctora Olajaide, para que se hiciera cargo de mi caso. Me llamaron pronto para hacer una cita con ella, y pude conocerla. Ella era la persona indicada para llevar el control de mis quimioterapias. Me dijo que regresara en unos días, ya que me pondrían un catéter, una vía de acceso por donde recibiría las quimioterapias. Me explicó que se trataba de una pequeña cirugía en la que insertarían un pequeño dispositivo de silicona bajo la piel y, con tubos delgados, lo conectarían a una de las venas que está localizada en el cuello, llamada vena cava o arteria carótida.

Fue muy difícil acostumbrarme a tener este pequeño aparato dentro de mi pecho. Durante las primeras tres semanas, tuve mucho dolor de cabeza y de cuello, pero, con el tiempo, empecé a ignorarlo y me fui acostumbrando. No fue necesario anestesia general, solo anestesia local, y me lo pusieron al lado derecho. Soy honesta, no se ve bien y es incómodo, pero es mejor que estar recibiendo piquetes de agujas todo el tiempo. Me recetaron lidocaína, una crema anestésica que debía aplicar en el área del catéter y cubrir con plástico para que la crema no se esparciera.

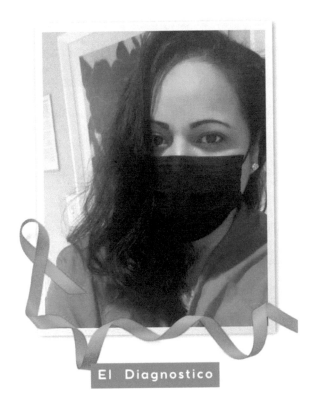

El Diagnostico

Después de eso, comencé con mis primeros exámenes, que tomaron toda una semana. El primero fue un ecocardiograma, el segundo un examen genético, el tercero un CT scan de pecho, abdomen y pelvis, el cuarto un escaneo NM de huesos, y el quinto, un MRI cerebral.

Después de terminar todos los análisis, la doctora los revisó y me llamó personalmente para darme una buena noticia: todos habían salido limpios, es decir, negativos, sin metástasis en otras partes de mi cuerpo. Me dijo: "Ahora, sin más que esperar, comenzarás tu tratamiento de quimioterapia." Le respondí: "¡Ok!" Dos días después, me llamaron del hospital para recibir una orientación sobre el tratamiento de quimioterapia. Ese día, me acompañó mi querida amiga, a quien aprecio mucho. Durante la cita, me proporcionaron toda la información necesaria, explicándome los beneficios y los riesgos del tratamiento. Aclararon todas las dudas que podía tener. Hasta ese momento, todo iba bien.

Pensaba que, a pesar de recibir mi tratamiento de quimioterapia, podría seguir llevando una vida normal, trabajando y haciendo lo mismo de siempre. Sin embargo, lo más difícil para mí fue cuando me dijeron: "Mientras estés recibiendo el tratamiento, no podrás trabajar." Pregunté: "¿Por qué?" Y me explicaron: "Tienes que cuidarte porque habrá días buenos y días malos. Los efectos secundarios de estos medicamentos no serán fáciles de sobrellevar. Llegará un tiempo en el que te sentirás agotada, sin ánimo para nada, y experimentarás todos estos cambios en tu cuerpo a medida que pase el tiempo. Tu sistema inmunológico se verá muy afectado, al igual que todas las células de tu cuerpo, tanto las buenas como las malas. Esto te hará más susceptible a enfermarte, a contraer bacterias o virus. Solo te advertimos de los riesgos para evitar que te enfermes y no interrumpir el tratamiento de ninguna forma, especialmente ahora que estamos en lo peor de la pandemia de COVID-19. No queremos que nada interfiera con tu tratamiento."

Ese día no sabía qué pensar; deseaba que todo fuera solo un mal sueño del que pudiera despertar.

¡Tantas cosas pasaban por mi mente! Me preguntaba: "Si no trabajo, ¿quién sostendrá mi casa? ¿Qué haré mientras esté en estos tratamientos?" Mis palabras expresaban enojo y tristeza. No sabía qué hacer ni qué pensar en ese momento. Mientras hablaba con mi amiga que me acompañó ese día, ella me animaba, diciéndome: "Dios tendrá el control de todo; ahora solo debes enfocarte en tus tratamientos para curarte." Escuchar eso era como decirle a un ciego que mire, sabiendo que eso no ocurrirá.

Desde pequeña, aprendí a ser independiente. Me crie prácticamente sin mamá, ya que ella murió cuando yo aún era pequeña. En mi humilde casa vivía con mi padre, hermanos y hermanas, pero aun así no fue fácil. Una madre no la suplanta nadie; una madre es única. Así que, como fuera, tenía que sobrevivir, con la misericordia de Dios solamente. Honestamente, estoy viva hasta ahora por Él, y en este trayecto de mi vida he aprendido a confiar plenamente en mi Padre celestial y a tomar este diagnóstico como un proceso para bien.

Me llevó mucho tiempo aceptar que estaba pasando por esta enfermedad y darme cuenta de lo hermosa que es la vida a pesar de las circunstancias. Solo se trata de mantenerse firme y luchar. El cáncer, a veces, no es una sentencia de muerte, sino una oportunidad de vida que te impulsa a vivir. Depende de uno mismo levantarse o quedarse caído. En lo personal, animo a todas aquellas personas que están pasando o luchando por su vida, como yo ahora mismo, a que no pierdan la fe en Dios. Confíen ciegamente en Él, porque los sacará de donde se encuentren. Yo soy testigo de esto, porque Él lo ha hecho conmigo.

Cuando comencé mi tratamiento de quimioterapia, fueron varios meses en los que, al principio, creí que no podría más. Mis fuerzas se agotaban cada día más. Hubo momentos en los que me cansaba y quería abandonar todo. A veces pensaba que Dios me había dejado. ¿Por qué? Porque estos procesos son duros, y hay momentos en los que solo deseas la muerte. Yo la he deseado varias veces, pero también me he dado cuenta de que pensar así es egoísta, sabiendo que alrededor mío están mis hijos, por quienes debo luchar.

Solo las personas que han pasado o están pasando por un proceso como este pueden entender cómo se siente uno. A veces nos quedamos sin palabras para expresar lo que sentimos, pero no importa, porque también podemos orar en nuestra mente, y Él nos escucha igual. No sé cuántos se han sentido tan mal que lo único que desean es un instante de tranquilidad, para olvidar aunque sea por un momento lo que están pasando. Pero solo nuestro amado Jesús puede ayudarnos y levantarnos de donde estemos, ya que solo Él conoce nuestra verdadera condición.

En un momento llegué a sentirme tan mal, sin fuerzas, sin ánimos, sin siquiera querer levantarme. Sentía mi cuerpo pesado. Recuerdo que, como pude, me senté en una silla y recosté mi cabeza en la mesa porque ya no aguantaba más estar de pie. Solo podía esperar que esa sensación tan desagradable pasara. Le pedía a Dios que me ayudara, aunque no lo puedo negar: a veces sentía como si Dios me hubiera abandonado. Pensaba: "Ojalá me muriera, así ya no sentiría más dolor, porque estoy cansada de esto." Sentía que nunca terminaría.

No pasó mucho tiempo, diría que unos tres minutos, y en ese momento estaba sola porque mis hijos estaban en otro cuarto. De pronto, sentí a alguien caminar detrás de mí. En realidad, se sentía como si un gigante caminara; no eran pasos de una persona normal. Sentí tres pasos, y lo más impresionante fue cuando percibí dos manos grandes sobre mis hombros. Al principio, cuando escuché esos pasos tras de mí, sentí temor y miedo. Pensé: "La muerte ha venido por mí." Pero al sentir esas manos, en lugar de asustarme más, me transmitieron paz. Sé que no eran manos comunes. No sé si fue un ángel, no lo sé, o si fue

Jesús, tampoco lo sé. Lo único que pude entender es que Él estaba conmigo, diciéndome: "No estás sola, yo estoy contigo." Vino a confortar mi alma. Solo pude decir: "Gracias, Padre, por no soltarme de tu mano." Le doy la honra y la gloria.

Aunque no pude entender completamente lo que experimenté en ese momento, hay cosas que no necesitan ser comprendidas, sino aceptadas con gratitud. Lo único que sé es que no era algo de este mundo. Era algo tan hermoso, que había descendido del cielo para ayudarme en el momento en que más lo necesitaba. Como dice Su palabra en ***Isaías 40:29: "Él da esfuerzo al cansado y multiplica las fuerzas al que no tiene."*** Él lo hizo conmigo.

No fue solo esa vez. En otra ocasión, durante mi cuarta quimioterapia, me esforzaba por mantenerme positiva, ya que solo Él sabía y podía entender cómo me sentía. Ese día, era el tercer día después de mi cuarta quimio, y solo deseaba descansar en un lugar sin ruido. Me sentía tan débil que solo quería descansar. En esa ocasión, lo más cercano que tenía era el sofá, así que me acosté en él para descansar un rato. Ya llevaba varios días sin comer, por lo que era normal sentir debilidad en mi cuerpo, y mucho menos tenía fuerzas para hablar. Pero en mi mente, sí podía hacerlo, y nada ni nadie podía impedirlo. Así que esta fue mi oración:

"Señor, ayúdame, Tú sabes cuánto te necesito. Siento que no puedo más. No sé si aún estás aquí conmigo. No sé si podré con esto o si moriré en el proceso. Solo te pido piedad por mí, así como un día levantaste a tu hijo Job, tuviste misericordia de él. Hoy te pido misericordia por mi vida."

La debilidad y el cansancio me vencían, y me estaba quedando dormida. Luego, nuevamente sentí pasos tras de mí. Cuando de pronto sentí a alguien cerca, lo reconocí. Esta vez ya no sentí miedo ni temor, sino una sensación de paz y alivio. Sentí su mano suave y grande en mi hombro. Era la misma sensación que la primera vez. Sabía que era el mismo, así que solo dije: "Gracias, Padre mío, por no dejarme y llenarme de tus fuerzas." Fue una experiencia hermosa, esa sensación de protección divina que no se puede comparar con nada. Él es real, tan real que no puedo describirlo con palabras. Con Él lo tenemos todo, y no hay nada imposible para Él. Nunca me soltó de su mano.

Siempre pude ver su misericordia sobre mí y sobre mi familia. Porque en medio de mis debilidades, y cuando me sentía en lo más profundo de mi agobio, pude ver su luz iluminando mi camino para seguir adelante. Él ha suplido todas mis necesidades, mucho más de lo que esperaba. No hay que temer. No importa las circunstancias, solo confía en Él, y verás la mano de Dios en tu vida, como yo lo he visto obrar en la mía. Nunca pierdas la fe ni la esperanza. Porque así como lo ha hecho conmigo, Él puede hacerlo contigo y con cualquiera que lo desee.

Capítulo 4

QUIMIOTERAPIAS

La quimioterapia consiste en medicamentos químicos que se combinan y se utilizan para el tratamiento del cáncer. Su base radica en que las células cancerosas tienden a crecer rápidamente, y la quimioterapia actúa sobre las células en el organismo que se propagan rápido. Esa es la razón por la cual la quimioterapia produce efectos secundarios. Cuando se inyecta, actúa sobre las células cancerosas, y en muchos casos las mata, lo que permite su efectividad en los pacientes con cáncer. Todo esto se hace bajo la supervisión de un oncólogo encargado del caso, y es administrado por un(a) enfermero(a).

Es importante cuidarse durante este tratamiento, como en cualquier otro, ya que cada uno tiene su propósito. Siempre debemos consultar con el médico antes de hacer o tomar algo que no esté recetado, porque seguir las instrucciones del doctor es crucial para mantener un buen seguimiento de nuestra salud. Cualquier cosa que tomemos podría afectar el tratamiento o hacerlo menos efectivo.

Recuerdo cuando comencé mi primera sesión de quimioterapia. Ese día era un 11 de febrero de 2021, un jueves. Mi amiga, quien me hacía el favor de llevarme y recogerme debido a que por la situación del COVID-19 no permitían que nadie entrara con los pacientes para acompañarlos, me dejó en el hospital. Era mi primera quimio, y no sabía cómo me iba a sentir o cuáles serían los síntomas. Ese día estuve en el hospital por siete horas, ya que recibiría seis medicamentos, y a cada uno le daban su tiempo para observar las reacciones que causaban en mí y cómo podían tratarlas.

Durante esas siete horas en el hospital, experimenté muchas reacciones a los medicamentos. Todo era nuevo para mí, y era obvio que mi cuerpo reaccionara. Primero, empecé con un cansancio que nunca antes había sentido; se sentía como un gran peso en mi cuerpo. Luego, me dio fiebre; no sé cuántos grados alcanzó, pero solo sentía escalofríos y temblaba mucho. La enfermera trató de controlar la fiebre con una dosis de ibuprofeno, pero creo que me administró un poco más de la cuenta, lo que me causó un fuerte dolor de cabeza y mareos, al punto de sentir que todo a mi alrededor daba vueltas. Y así seguí, medicamento tras medicamento, cada uno me producía una reacción diferente.

Después del tercer medicamento, comencé a sentir náuseas, como si en cualquier momento fuera a vomitar. Luego, empecé a sentir un dolor que comenzó en mi cuello y bajó hasta los pies, un dolor similar al de una mujer en labor de parto. Ese dolor duró unos 10 minutos. Como pude, le dije a la enfermera lo que me estaba pasando, y ella rápidamente corrió a desconectar el medicamento, esperando a que pasara esa reacción antes de continuar con el tratamiento hasta terminarlo.

Así transcurrió todo el día, medicamento tras medicamento, hasta que finalmente los terminé. Menos mal que había ido preparada con comida y bebidas, ya que mi amiga me había sugerido llevar algo para comer, además de la Biblia y unos libros para leer, y mis audífonos para escuchar música. Me habían dicho que debía desayunar o llevar algo de comer, porque sería un día largo, y que tanta medicina con el estómago vacío me haría sentir mal, lo cual era lo más seguro.

Al final del día, por lo menos, salí viva. Recuerdo que la enfermera me preguntó: "¿Vendrá alguien por ti?" "¡Sí!" le respondí. "Vendrá una amiga por mí." Entonces me dijo: "Entiendo, porque en estas condiciones no puedes manejar." La amable enfermera, con un toque de humor, me preguntó: "¿Cómo te sientes después de haber estado todo el día de fiesta?" A lo que contesté: "Ja, ja, ja, gracias por acompañarme. La próxima vez no me invites a tomar", le dije sonriendo. Pero solo Dios y yo sabíamos cómo me sentía ese día.

Mi amiga ya estaba afuera esperándome, y me preguntó: "¿Cómo te fue?" Y le dije: "Sabes, me dio de todo, ¡pero salí viva! Que es lo más importante." Ella sonrió y yo me respondí: "Ahora veré cómo me va en estos días."

Al día siguiente, viernes, tenía que regresar por una inyección importante para fortalecer mis defensas, ya que después de dos o tres días iba a sentir lo peor de los efectos de mi primera quimio, lo cual fue terrible. Ese día experimenté de todo: creí que no lo pasaría. Comencé sintiendo mi cuerpo pesado; todo me dolía. Sentía náuseas, dolor en el pecho, y todo me causaba asco, incluso la mejor comida. Sentía que la cabeza me iba a explotar, me brotó una especie de alergia en la piel, como salpullido, dolor de huesos, fiebre, malestar estomacal, síntomas de gripe o resfriado.

Empecé a deshidratarme, lo que vino acompañado de diarrea. Después de las diarreas, pasé por un estreñimiento terrible, y todo lo que comía me mandaba al baño. No podía mantener nada en el estómago, ni siquiera agua, ya que tampoco la podía retener. Me sentía débil, sofocada, con calambres, escalofríos y falta de aire; era terrible, sentía que no podía respirar.

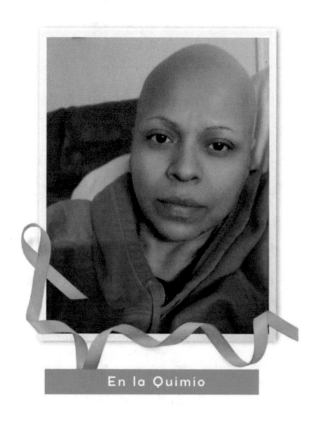

En la Quimio

Los mareos eran constantes, tenía mucha sed, pero el agua me sabía amarga. Sentía los pies y las manos entumecidos, y casi todo el tiempo tenía la presión baja. Comencé a experimentar depresión y ansiedad. A veces somos indiferentes a estas cosas, pero cuando las vives, te das cuenta de lo reales que son y puedes entender a las personas que las padecen.

Mi piel se volvía más sensible, se me rajaban los dedos, y aunque la doctora me decía que usara cremas para aliviarlo, nada podía mitigar esos efectos. Por las noches, no dormía; el insomnio era uno de mis compañeros constantes. Parecía como si todos estos síntomas se hubieran puesto de acuerdo para actuar en mi contra. Me aparecieron moretones en el cuerpo, como si hubiera recibido golpes. Mis uñas se quebraban fácilmente, y en mi boca sentía ardor. Me salieron llagas, acompañadas de un dolor de garganta que no era cualquier dolor, y también en ambos oídos. Mis ojos lagrimeaban como si tuviera alergia, lo cual era constante. Cada vez que me cepillaba los dientes, me sangraban las encías como si tuviera cortes.

Cuando uno pasa por estos procesos, ya no sabe qué más va a experimentar. En un momento sientes calor, y al siguiente, frío. Ya podía notar cómo mi cabello empezaba a caerse fácilmente, lo que me entristecía mucho, porque mi aspecto cambiaba cada día. Ya no era la misma persona llena de vida; solo veía en mí enfermedad. Sentía que nunca saldría de ese bache en el que estaba, porque así lo veía. Creía que, al final, todo lo que me hacían no iba a servir de nada, y hubo momentos en los que ya no quería continuar con el tratamiento. Sentía que me derrumbaba, que no me reconocía a mí misma.

Nunca pensé que llegaría a esa condición, pero sabía que Dios estaba cerca de mí, y por eso estoy aquí ahora. Por eso hoy te digo: levántate de donde estás, no te desanimes. El proceso no es fácil, pero tengamos en mente que cada paso que damos es un avance más. Porque en medio de la oscuridad siempre habrá una luz de esperanza para cada uno de nosotros. Primero Dios; sin Él, nada podemos hacer.

Un diagnóstico como este nos afecta profundamente, pero también afecta a nuestros hijos, familiares y amigos. De una u otra forma, nos alcanza y nos enseña algo diferente. Ahora veo la vida de una manera diferente; he aprendido a darle valor hasta a las cosas que parecen insignificantes, y ahora puedo ver la vida de una forma que antes no la veía. Puedo decir que no son los fuertes quienes experimentan el poder de Dios, sino los débiles. Lo vemos en la Biblia: encontramos a la mujer con flujo de sangre que experimentó el poder de Dios; encontramos al leproso, a quien nadie quería acercarse, que experimentó el poder de Dios; encontramos al ciego que gritaba "Jesús, hijo de David, ten misericordia de mí." Son los débiles, los que quizás son rechazados por la sociedad, quienes experimentan el poder de Jesús.

Por lo tanto, me complazco en mis debilidades y en mis angustias, porque cuando soy débil, entonces soy fuerte. Experimenta el poder de Dios en tu vida.

Nunca dejes para mañana lo que puedes hacer hoy, porque mañana podría ser tarde. Tal vez en algún momento te digan algo que no te gustaría escuchar, pero no tengas miedo; Dios está en control total de todo. Ahora soy una más de las que luchan contra esta enfermedad que día a día mata a mucha gente. Siempre recuerda hacer una oración por todas aquellas personas que estamos peleando esta batalla y que deseamos ganar. Hoy por mí, mañana por ti.

Capítulo 5

SUGERENCIAS

En mi caso, decidí ser positiva y tomar todo este proceso de la mejor forma posible, aunque no siempre es fácil. Aunque uno no quiera, no podemos evitar que nos afecte. Antes de seguir leyendo, quiero recalcar que no soy médica; simplemente te comparto información que, tal vez, pueda ayudarte y aliviar un poco tu dolor. Es crucial seguir las instrucciones de tu médico. Solo comparto lo que a mí me ayudó en ese momento.

Tus ánimos pueden decaer y sentirás que no eres la misma persona; eso es algo inevitable y cambia nuestra vida de manera profunda. El descanso es vital para nuestro cuerpo; nos ayuda a reponer fuerzas y energías. Aunque a veces sientas que no puedes más, es importante mantenerte hidratado, incluso si no puedes comer bien. Opta por tomar agua o sueros. Trata de evitar comidas picantes o con mucha grasa, ya que pueden causar molestias estomacales.

Mi doctora me recomendó tomar café descafeinado si lo deseaba y evitar comer después de ciertas horas por la tarde o noche, ya que el estómago se vuelve más sensible y muchas cosas pueden hacernos mal. Gracias a Dios, todo es temporal. La piel se reseca mucho durante el tratamiento, por lo que es necesario mantenerla hidratada con cremas, aunque a veces olvidemos o no tengamos ánimos para hacerlo. También cuidaba los jabones que usaba, eligiendo aquellos sin aroma para evitar irritaciones en la piel, que se vuelve más sensible.

Para el dolor de garganta, me funcionaban bien las gárgaras de bicarbonato con sal, según lo necesitaba. Después de mi primera quimioterapia, a la semana y media, decidí raparme completamente la cabeza, ya que la caída del cabello me estaba causando mucho dolor de cabeza. Al hacerlo, los dolores desaparecieron instantáneamente.

Experimenté mucha ansiedad, una sensación muy desagradable. En lugar de tomar medicamentos para controlar mi malestar, opté por salir a caminar o mantenerme ocupada de diferentes maneras. Siempre he sido una persona muy activa, y he tratado de tomar este proceso de la mejor forma posible. No ha sido fácil; sé que muchas pueden identificarse conmigo y otras no, pero eso no debe detenernos. Cada cuerpo responde de manera diferente, así que no te desanimes.

Estos tratamientos llevan tiempo, y a veces me he desesperado y no he querido continuar, pero recuerdo que solo Dios decide hasta cuándo viviremos. Solo nos queda encontrar ánimos de donde sea. Dios renueva mis fuerzas cada día, y me doy cuenta de que debo ser positiva frente a esta prueba. Sé que, al final, saldré victoriosa.

Capítulo 6

MI PRIMERA CIRUGÍA. MASTECTOMÍA

Después de mis quimioterapias, debía regresar con mi cirujana, Christine, y el cirujano plástico, Dr. Yemi, para coordinar la cirugía. Aproximadamente un mes después de haber terminado las quimioterapias, me reuní con ambos. La doctora me explicó los detalles de la cirugía, incluyendo los beneficios y riesgos asociados. Me presentó toda la información de manera clara para evitar que sintiera miedo o temor.

Me explicó que, un día antes de la cirugía, tendría que ir al hospital para realizarme un marcador.

Este procedimiento consistía en inyectar una tinta en pequeños hilos que cambiarían de color a azul o morado después de 24 horas. Esta tinta serviría como guía para los médicos durante la cirugía, indicándoles exactamente qué áreas debían tratar.

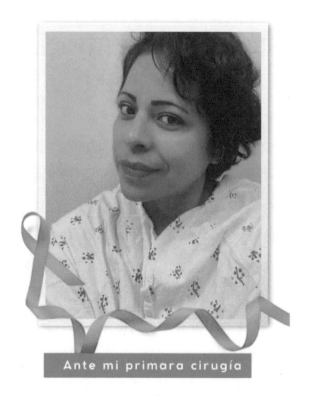

Ante mi primara cirugía

Me dijeron que tanto la cirujana como el cirujano plástico estarían presentes en la cirugía. La cirujana realizaría la mastectomía, y el cirujano plástico colocaría los expansores para proteger el tejido mamario. Más adelante, se decidiría si se sustituirían los expansores por implantes permanentes, pero eso dependería de mi decisión futura. Así que solo me quedaba seguir sus recomendaciones al pie de la letra.

Una semana después, me llamaron para darme la cita de la cirugía y las instrucciones a seguir. La cirugía estaba programada para el 15 de julio de 2022, un viernes. Un día antes, debía estar preparada con los marcadores. Me levanté muy temprano ese día, deseando que todo pasara lo más pronto posible. Afortunadamente, no fui sola; me acompañaron mi hija Ana y mi amiga. Llegamos a tiempo, aunque había mucho retraso y terminé pasando casi hasta las 12:00 p.m. Después de casi 7 horas de cirugía, todo salió bien y pude salir victoriosa en el nombre de Jesús.

Pasé toda la noche en el hospital para observación y el resto del sábado también. Mi amiga se quedó conmigo esa noche. Recuerdo que no dejamos de hablar sobre anécdotas y lo sucedido ese día, pero al final nos cansamos y decidimos dormir, a pesar del dolor, que era mínimo y soportable. Sentía que Dios había intervenido para que el dolor no fuera tan intenso. Estaba feliz por avanzar en mi tratamiento, aunque me sentía rara porque llevaba vendajes y cuatro drenajes, dos a cada lado. Al llegar a casa, tuve que verme a través de unas fotos que mi hermana tomó, aunque no quería. La cirugía se veía un poco rara, tal vez por los expansores. Saber que ya no tenía tejido mamario, solo piel, era triste, pero al menos estaba viva, que era lo más importante. Sabía que era lo mejor para mí.

Los expansores eran incómodos pero necesarios. Debía tener seis o siete semanas de reposo antes de comenzar el tratamiento de radiación. El Dr. Yemi recomendó realizar primero la cirugía y luego el tratamiento de radiación. El día de la cirugía, me colocaron cuatro drenajes, dos a cada lado, para drenar el sangrado interno y evitar infecciones. Los drenajes se mantendrían durante 3 o 4 semanas.

Después de un mes, comenzaría con las sesiones de inmunoterapia durante un año. Esta terapia es importante para bloquear el crecimiento celular y otras funciones de las células cancerosas. Pronto me dieron la cita para la primera inmunoterapia el 8 de agosto, y seguiría con sesiones cada tres semanas.

Hasta hoy, 29 de octubre, llevo cuatro sesiones. Los efectos secundarios han sido mucho menos agresivos que los tratamientos anteriores, aunque aún batallo con síntomas similares. A pesar de todo, confío en que Dios está conmigo y no me deja de su mano.

Capítulo 7

SIMULACIÓN

Después de dos semanas, el 16 de agosto, pude conocer a mi radiólogo, el Dr. Byron, quien llevaría el control de mi tratamiento de radiaciones. Al reunirme con él, me explicó todo el proceso y los riesgos asociados con el tratamiento, así como los efectos que podría causar en mí. Sentí mucho nerviosismo, similar al que experimenté con los otros tratamientos, y me preguntaba cómo sería este proceso. Sin embargo, era tan necesario como los anteriores.

Ese día me programaron una cita para la simulación, que es una prueba de planificación del tratamiento. Sin embargo, tuve que regresar unos días después para extraer un poco de líquido del expansor derecho, ya que su tamaño dificultaba el inicio de la primera sesión de radiación. Regresé con mi cirujano dos veces más para este procedimiento, y finalmente, quedó ajustado como ellos querían para comenzar el tratamiento.

En la simulación, me acosté en una cama de metal con una almohada del mismo material, con los brazos extendidos hacia atrás, sujetándome con barras metálicas, y el pecho descubierto y expuesto bajo la máquina de radiación. Mi cabeza debía estar girada hacia el lado derecho. Los especialistas movían la camilla y mi cuerpo para alinear las marcas en mi piel con las luces rojas que se cruzaban en mi torso. Estas marcas eran pequeños puntos negros que los especialistas habían colocado en mi tórax. Aunque parecía simple, fue necesario hacer varias tomas para ubicar correctamente los marcadores y asegurar que las zonas afectadas recibieran la radiación adecuada, evitando daños en tejidos u órganos sanos.

Una vez que mi cuerpo estaba en la posición correcta, debía mantenerme inmóvil durante toda la sesión y seguir las instrucciones que me daban a través de una pequeña bocina. Las instrucciones incluían pautas de respiración, como retenerla durante aproximadamente 30 segundos, con cuatro pautas o repeticiones en cada sesión. Durante cada sesión, quedaba sola en el cuarto sellado con una puerta especial y un aviso exterior que decía: "Cuidado, no acercarse, alto grado de radiación, peligroso". Los especialistas controlaban la máquina desde otro cuarto especial. Mientras yo estaba en la sala de radiación, me sentía como perdida en el tiempo, reflexionando sobre los meses pasados desde que mi vida cambió de repente. A veces es imposible no quebrantarse; muchos pensamientos y emociones afloran. Debo ser honesta: no siempre soy valiente, y hay momentos en los que nos volvemos frágiles y necesitamos tan poco para seguir adelante. No importa quién eres, qué haces o cuántas posiciones o dinero tengas, porque cuando un diagnóstico delicado llega, solo necesitas atención médica y el amor de la familia. Cada tratamiento ha sido una confrontación con mi ser interior. No puedo decir que ha sido del todo fácil, pero aquí sigo de pie. Dios me ha mantenido de su mano y no me ha soltado. Esto era solo una prueba de cómo serían mis radiaciones, pero llegó el día.

Capítulo 8

RADIACIONES

El 10 de octubre, finalmente obtuve el calendario para mi tratamiento de radiaciones. Serían 25 sesiones, de lunes a viernes, con una duración de 15 a 20 minutos diarias. La primera semana fue normal, sin síntomas, y pensé: "Si esto sigue así, será fácil, será pan comido", como decimos a veces. Sin embargo, no imaginé que, al llegar a las dos semanas, casi tres, el 29 de octubre, empezaría a sentir un ardor intenso en mi piel, que se volvía más roja. También comencé a experimentar picazón y dolor, y mi piel se oscureció, se volvió escamosa y me salieron ampollas. Me sentía mucho más cansada.

Casi al final de la tercera semana, empecé a tener un dolor de garganta muy fuerte que me dificultaba comer y hasta tomar agua, como si sintiera cortaduras internas. Mi doctor me explicó que esto era causado por las radiaciones y que había quemaduras internas en mi garganta, un dolor que no puedo describir con palabras, solo puedo decir que era muy intenso. Mi radiólogo me recomendó evitar comidas picantes, ácidas, secas y bebidas calientes para no irritar más mi garganta durante el tratamiento.

A pesar del dolor y el cansancio, me sentía animada porque sabía que cada tratamiento era un paso adelante y que, si Dios quiere, pronto terminaría todo esto. El 31 de octubre, me quedaban solo dos semanas para finalizar el tratamiento de radiaciones. Aunque cada día era una batalla y no fue tan sencillo como había pensado al principio, logré soportar el dolor. Finalmente, el 14 de noviembre de 2022, terminé con las radiaciones.

Recuerdo que, justo después de terminar, me dio gripe y perdí la voz, una experiencia inolvidable. Pasé dos semanas sin voz justo cuando comenzaba mi recuperación. Tenía una cita con mi cirujano plástico, el Dr. Yemi, para hablar sobre mi proceso y recuperación, que fue el 30 de noviembre, el mismo día de mi cumpleaños. En todos los lugares a los que fui, me desearon feliz cumpleaños, y yo respondía con agradecimiento.

Cuando llegué a la clínica, el Dr. Yemi y las enfermeras me felicitaron por mi cumpleaños. El doctor me dijo que necesitábamos darle tiempo a mi cuerpo para recuperarse de las radiaciones y de la piel dañada, que tomaría de dos a tres meses, y después discutiríamos el proceso de la próxima cirugía. Los efectos del tratamiento aún permanecen en el cuerpo por un tiempo, así que tenía que esperar. No fue mucho lo que se discutió ese día, pero me sentí un poco más tranquila.

El tiempo pasó rápido, y para enero ya estaba esperando mi próxima cita con el Dr. Yemi el 1 de febrero. Me siento parcialmente emocionada porque cada paso es un avance y estoy ansiosa por volver a mi vida normal, aunque sé que no será igual debido a cómo este proceso me ha marcado profundamente. Son experiencias difíciles de describir, que causan mucho daño mentalmente, y a veces me siento impotente. Los días pasan y es difícil controlar los sentimientos encontrados. Le pido a Dios perdón porque a veces me he sentido abandonada por Él, aunque no es que Él me haya dejado sola. He caído tan bajo y me ha dolido tanto seguir, pero solo le pido misericordia por mi vida y la de los míos. Pase lo que pase, solo Él sabe cuál será Su última voluntad en mi vida. Así que no temo lo que venga, ni siquiera a la muerte, porque sé que no soy de este mundo, solo somos instantes temporales. Sin embargo, debo seguir con los procedimientos y pronto tendré más información sobre mi siguiente cirugía, que espero sea pronto. Aún estoy recibiendo inmunoterapia cada tres semanas y terminaré en abril o mayo.

El viernes pasado, mi doctora me llamó para decirme que empezaría un nuevo medicamento este lunes. Pensé que sería por unos días y le pedí que me enviara la receta. Me dijo que sería por un tiempo largo, seis años. Aunque mi temor ha disminuido, he aprendido a mantener la calma en cada proceso. Confío en mi amado Jesús y le pido que me sostenga de Su mano cada día. El lunes 9 de enero, me levanté temprano, dejé a mi hija en la escuela y fui rápidamente a la farmacia para recoger el medicamento llamado Tamoxifen y comenzarlo cuanto antes. Sin embargo, desde que empecé a tomarlo, me ha provocado mucha ansiedad incontrolable y algo de insomnio. Ya veré qué otros efectos experimentaré conforme avance con el medicamento.

Recién vi a mi oncóloga el 25 de enero, y me dijo que todo iba bien, pero que debía hacerme otro cardiograma, ya que el medicamento podría causar problemas en el corazón y era mejor descartar cualquier daño. El 6 de febrero me realizaron un ecograma, que salió normal, pero la doctora Olajide dijo que seguirían monitoreando, ya que era importante. Al día siguiente, el 7 de febrero, tuve una cita con el Dr. Yemi para evaluar cómo había mejorado la piel afectada por las radiaciones. Me dijo que todo estaba bien y que pronto me llamarían de la clínica para programar mi cirugía, que probablemente sería en mayo. Sin embargo, una semana después recibí una llamada con una fecha disponible para el 2 de marzo, un jueves. Acepté la fecha con gusto, ya que lo que más deseo es finalizar todos estos procedimientos y regresar a mi vida normal después de casi dos años luchando contra esta enfermedad. Cada día se acerca el momento en que, si Dios quiere, estaré libre de cáncer y me convertiré en una sobreviviente, a pesar de que este proceso ha sido el más duro que he enfrentado en mi vida. La misericordia de Dios nunca me ha abandonado. Debo prepararme mental y físicamente para la cirugía del 2 de marzo. Es imposible no sentir nervios o sentirse abrumada, pero confío en que el

Doctor de doctores estará a mi lado: mi amado Jesús.

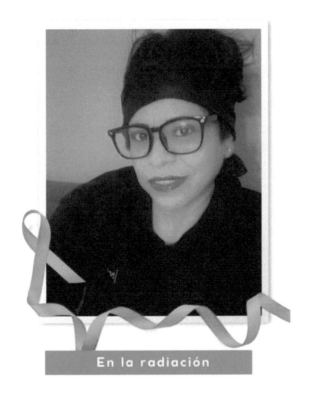

En la radiación

DESPUÉS DE MIS RADIACIONES.

El cansancio que se siente durante y después del tratamiento de radiaciones es diferente al cansancio común; a veces, no se alivia con descansos y puede durar un tiempo prolongado. La piel en el área del tórax y del cuello necesita tiempo para recuperarse. Está roja, hinchada e inflamada, y mi garganta aún requiere tiempo para sanar. Llevo días sin poder comer sólidos, solo líquidos, y aún esto me cuesta mucho. El dolor es indescriptible. El doctor dice que las radiaciones han quemado mi garganta por dentro, y esa es la razón del dolor. Sin embargo, las náuseas, el dolor de estómago y el cansancio han mejorado; solo es cuestión de días o un par de semanas para que esto pueda sanar. La piel dañada llevará un poco más de tiempo para recuperarse por completo. Necesito estar completamente sana para mi próxima cirugía, que será pronto.

Capítulo 9

MI SEGUNDA CIRUGÍA

Hoy, miércoles 1 de marzo, el enfermero me llamó para darme instrucciones sobre lo que debía hacer antes de mi cirugía del siguiente día. Me dijo que no debía beber ni comer nada después de las 12:00 a.m. y que debía estar en el hospital a las 5:00 a.m. al día siguiente. Intenté dormir esa noche, pero no podía evitar sentirme nerviosa. El 2 de marzo, me desperté a las 3:30 a.m. para alistarme, ya que mi amiga iba a pasar por mí a las 4:15. El lugar donde me harían la cirugía estaba a unos 45 minutos de mi casa. El clima estaba muy malo, llovía con truenos y relámpagos, y el trayecto se hizo eterno. Llegamos un poco más tarde de lo indicado, pero una vez dentro de la clínica, esperamos más de 30 minutos. Me registré y, finalmente, me pasaron al cuarto de preparación.

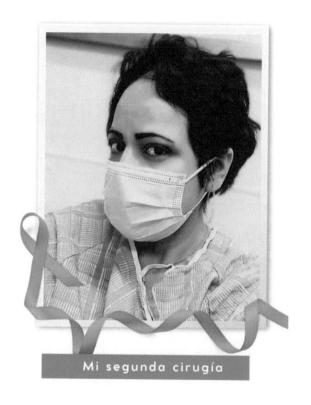

Mi segunda cirugía

Por fin tendría mi cirugía para quitarme los expansores molestos y reemplazarlos por implantes permanentes. Elegí los implantes porque la recuperación no era tan extrema; no era un lujo estético, sino una necesidad. Al menos, al verme en el espejo, no me vería tan mal. Aunque no fue decisión mía perderlos, sino por destino, cada día estoy más cerca de terminar con esta angustia que me consume.

Después de tantas preguntas y pruebas, llegó el doctor Yemi, quien iba a realizar la cirugía. Marcó las áreas donde estaban los expansores, que tuve durante 8 meses y fueron muy incómodos, pero al menos eran solo por unos meses. Finalmente, llegó el anestesiólogo y me dijo que debía relajarme y pensar que todo saldría bien. Después de eso, no recuerdo nada. Pasaron tres horas y alguien tomó mi mano y me dijo: "Arely, todo salió bien. Tomaré ahora la temperatura y la presión." Me dijo que tenía fiebre y presión alta y que sentía dolor. Le respondí que el dolor era de un 9 en una escala del 1 al 10. Me administró acetaminofén en varias dosis según lo necesitara. Mi fiebre y presión bajaron y me tuvieron en observación alrededor de una hora. Cuando todo volvió a la normalidad, me dieron las instrucciones para seguir en casa y firmé mi salida. Gracias a Dios, todo salió bien. Hoy, sábado 4 de marzo, a dos días después de la cirugía, me siento positiva y agradecida. Creo en la capacidad que Dios me ha dado y al verme al espejo puedo decir que ha valido la pena todo lo que he pasado. Me has hecho más fuerte, Señor, para tu honra y gloria.

Ahora estoy en recuperación y veré a mi cirujano en dos semanas para evaluar la cirugía. Me han recetado varios medicamentos y debo mantener las áreas limpias para evitar infecciones. Mi cirugía va bien y está sanando correctamente. Cada día estoy más cerca de terminar este proceso que ha durado casi dos años. Hoy, domingo 5 de marzo, me he sentido mucho mejor, aunque a veces me siento mareada y cansada. Sigo confiando en que todo estará bien. Soy honesta: después de mi mastectomía el 15 de julio de 2021, aún no siento la parte de mi pecho; está dormido debido a los nervios afectados. El doctor me ha dicho que podría llevar de 12 meses a dos años o más para recuperar la sensibilidad. Agradezco a Dios que esto es temporal y, aunque no recupere toda la sensibilidad, solo me queda ser agradecida y aprender a sobrellevar todo este proceso.

Hoy, 16 de marzo, fui a revisión para ver si estaba en condiciones de recibir mi tratamiento de inmunoterapia al día siguiente. Debido a las heridas frescas de la cirugía, me cancelaron la cita de la semana pasada, pero gracias a Dios podré recibir la inmunoterapia mañana. Mi hermana, que vino desde Chicago por un corto tiempo para ayudarme en mi recuperación, me acompañará. Estoy tan agradecida por su apoyo.

Sé que cada día estoy más cerca de terminar mis tratamientos contra el cáncer, lo cual será una victoria en el Nombre de Dios. También regresaré a mi trabajo la próxima semana. Me siento emocionada de volver a hacer lo que me gusta: ejercicios, caminar, correr, etc. Sé que será un proceso lento, pero confío en que cada día será mejor. Hoy, 21 de marzo, a casi tres semanas de mi cirugía, puedo decir que mi recuperación ha sido bastante favorable. Me siento con mucha energía y ganas de seguir y volver a mi vida normal. Mis heridas de la cirugía finalmente han sanado. Mañana miércoles tendré cita con mi cirujano plástico, el Sr. Yemi, para una revisión postoperatoria. El doctor confirmó que todo estaba completamente sanado y que ya podía volver a mis tareas rutinarias, como trabajar y hacer ejercicios. Estoy muy feliz. He recibido quimioterapias por un poco más de un año, que se extenderán hasta mayo, y luego me quitarán el catéter. Tomaré un tratamiento más de pastillas durante seis años, con chequeos cada seis meses. Aunque mi proceso ha sido largo y difícil, creo que le he ganado la batalla al cáncer, y todo se lo debo al Señor Jesús. Sin Él, no hubiera podido. Estoy segura de eso.

Capítulo 10

MI RECUPERACIÓN.

Reconozco que no todo ha ido bien después de los largos tratamientos, ya que hay secuelas físicas y mentales en mí. Sé que nada será igual; no puedo cambiar esto, pero sí puedo darle un nuevo rumbo a mi vida. Solo es cuestión de decisión y de ocupar mi mente en algo productivo para no pensar en lo que pueda pasar en el futuro. Aunque soy consciente de que he perdido el temor a lo que pueda venir, porque Dios me ha capacitado y he aprendido a confiar en Él, también reconozco que a veces mis sentimientos me traicionan y recaigo. Sin embargo, vuelvo a levantarme.

Como pilar de mi hogar, sé que si me derrumbo, mis hijos también lo harán. Por lo tanto, quiera o no, tengo que ser fuerte frente a cualquier adversidad que enfrente. No puedo dejar de sentir, porque sigo siendo humana, pero trato de que lo que yo sienta no se lo transmita a los que están más cerca de mí. Honestamente, siento síntomas que no quisiera experimentar, pero la vida debe continuar. Ahora que me he integrado nuevamente a mi trabajo y trato de hacer lo mismo que hacía antes, me siento mejor. Esto me distrae y también contribuye económicamente a mi hogar, brindando un bienestar a mis queridos hijos. Como padres, sabemos que daríamos cualquier cosa por ellos, y aunque a veces no quisiera seguir, recuerdo la segunda oportunidad de vida que Dios me ha dado. Así que ha renacido una nueva versión de mí, y lucharé hasta el final de mis días, hasta que Dios decida cuándo.

AGRADECIMIENTO

A Dios, primeramente, porque en ningún momento me soltó de Su mano. Por Su voluntad y la fuerza que me otorgó en todos estos sucesos de realización personal. A mis hijos Ana, Aarón y Amariah, quienes son mi razón y motor para seguir adelante, y mis testigos y acompañantes en este gran reto en la lucha contra el cáncer de mama. A mi familia, por todo su apoyo constante e incondicional. Al pastor de la iglesia en la que me congrego desde hace muchos años, a cada hermano y hermana que me apoyó en oración y dedicó su tiempo a colaborar en muchas formas con mi vida, enviándome mensajes, llamadas, oraciones en iglesias, y uniéndose en un mismo sentir. Gracias también a todos aquellos que sin conocerme personalmente, tuvieron la disponibilidad de ayudarme. Gracias nuevamente por todo su apoyo en los momentos más difíciles.

A amigos y amistades, y a todos aquellos que fueron instrumentos usados de diferentes maneras para ser de bendición a mi vida. A pesar de la distancia, nada impidió que mostraran su cariño. A mi coach Carlos Aparcedo, por creer en mí y en mi capacidad de escribir este libro. Dios lo bendiga. A los médicos, especialistas y enfermeras, que fueron los medios que Dios usó para todo este gran proceso de sanación. Y a ti, que ahora eres parte de mi historia y que al leer este libro, espero que sea de bendición para tu vida. Mil gracias.

AGRADECIMIENTO ESPECIAL.

Tengo el honor de mencionar a unas personas especiales a quienes el destino, y la bondad de Dios, me permitió conocer. Ellos han sido increíblemente especiales conmigo, incluso sin conocerme lo suficiente. Shelly y Chip Bishop, gracias por abrir las puertas de su casa y de sus corazones, por la confianza que me han dado en el trabajo, y por mostrar el verdadero amor de Dios en sus vidas. No encuentro las palabras adecuadas para expresar mi gratitud. Los respeto y admiro profundamente como seres humanos, y sin duda, son un gran ejemplo para sus hijos. Estoy segura de que ellos estarán tan orgullosos de ustedes como lo están sus padres. Mil gracias por su ayuda incondicional en los momentos que más he necesitado. Han sido una gran bendición para mí y para mis hijos. Los aprecio mucho, y que Dios les multiplique en todos los aspectos. Siempre estarán en mis oraciones.

AGRADECIMIENTO

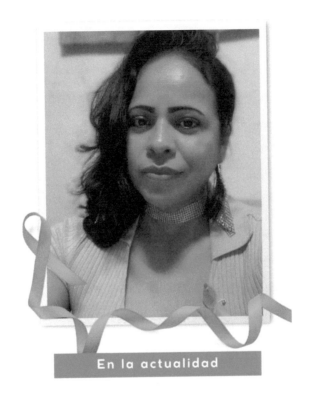

En la actualidad

SOBRE LA AUTORA

Arely Ordoñez nació en Las Tunas, Jutiapa (Guatemala). Es la menor de ocho hijos y tuvo el privilegio de nacer en un hogar cristiano. Cree que conocer al Señor a una corta edad influyó significativamente en su vida, evitando que las cosas fueran peor. Creció bajo el cuidado de Dios y, aunque su madre falleció cuando ella era aún una niña pequeña, también recibió el apoyo de su padre y sus hermanos mayores. Desde joven, tuvo que aprender el valor de la responsabilidad y enfrentar los desafíos de la vida.

A medida que crecía, se dio cuenta de que nada podía lograrse sin esfuerzo y perseverancia. Aunque pudo haber tenido muchos pretextos para convertirse en una mala persona, entendió que todo es cuestión de decisión y que nadie puede obligarnos a tener una versión diferente de la que nosotros mismos podemos construir. Decidió hacer las cosas de manera diferente. Le gustaba mucho estudiar, pero la situación económica era complicada, por lo que sabía que solo era cuestión de tiempo y que lo más sensato era trabajar y estudiar cuando tuviera la oportunidad. Mantuvo la fe de que eventualmente eso ocurriría, y a pesar de los obstáculos, nunca dejó de soñar.

Reconoce que los sueños dejan de ser sueños cuando dejas de perseguirlos o visualizarlos. A pesar de todo, recuerda que tuvo una infancia feliz, aunque fuera modesta. Se convirtió en madre de tres hermosos hijos de los cuales se siente orgullosa. Deja un legado para que las futuras generaciones de sus hijos recuerden sus raíces y se enorgullezcan de su historia. Se considera una mujer tranquila, emprendedora, con metas claras, carisma y empatía hacia los demás, y con amor y pasión por lo que es y lo que hace.

Al escribir este libro, ha abandonado los prejuicios que la limitaron durante mucho tiempo y ahora puede ver más allá para convertirse en una gran escritora. Ha decidido creer en las grandes promesas de Dios, que le han sido dadas. Ella sabe que Dios tiene un propósito, no por su ego ni por su nombre, sino por Dios mismo, como se dice en Juan 11:25: "Todo aquel que vive y cree en mí, no morirá."

A medida que el tiempo avanzaba y superaba su enfermedad, entre dolor y lágrimas, escribía mientras Dios la guiaba por el camino correcto. Más adelante, adquirió el conocimiento necesario, entendiendo que sin él, nada tendría efectividad. Se inscribió en la Escuela de Autores y obtuvo su certificación como autora. Además, descubrió su pasión por el fitness, que siempre había sido una parte importante de su vida. Decidió aplicar un nuevo estilo de vida, cuidándose físicamente, mentalmente y alimentándose adecuadamente. Con este enfoque, obtuvo certificaciones en entrenamiento personal y nutrición, con el objetivo de ayudar a su familia y amigos a vivir de manera más saludable.

Ella sabe que nada es imposible si realmente nos proponemos algo y tenemos claro nuestro enfoque. Los sueños pueden hacerse realidad si persistimos y no desistimos de ellos. Ahora no solo busca mejorar su vida, sino también compartir sus conocimientos y ayudar a otros a adoptar un estilo de vida saludable. Reconoce que el esfuerzo y la disciplina son esenciales, y espera que su próxima aventura, un libro sobre cambios en el estilo de vida, sea de gran ayuda. Está agradecida con Dios por todos sus logros y espera que su experiencia sirva de motivación para los demás. Recuerda que la esperanza nunca se pierde mientras haya vida, y que siempre vale la pena perseguir los sueños.

Te comparto este hermoso versículo*: "No seas vencido por el mal, sino vence con el bien el mal" (Romanos 12:21).* Te deseo éxito en todo lo que emprendas y que Dios sea siempre tu guía.

Un abrazo fraternal.

Made in the USA
Columbia, SC
26 October 2024